LES

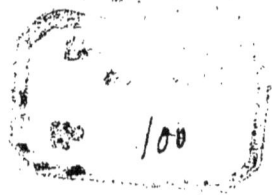

MICROBES & LES MALADIES

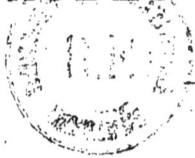

CONFÉRENCE

Faite le 16 mars 1901

A L'École Préparatoire de Chambéry

PAR

A. MULLIN

PROFESSEUR AGRÉGÉ DE PHYSIQUE AU LYCÉE

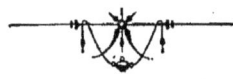

CHAMBÉRY

IMPRIMERIE NOUVELLE, AVENUE DU CHAMP-DE-MARS

1901

LES

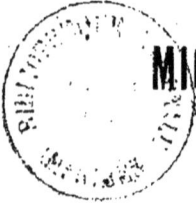

MICROBES & LES MALADIES

CONFÉRENCE

faite le 16 mars 1901

à l'Ecole Préparatoire de Chambéry

**DÉFINITION ET ROLE DES MICRO-
BES.** — Sous le nom de « microbes »
ou de « bactéries », on désigne aujour-
d'hui des êtres microscopiques appar-
tenant à la grande famille des Algues,
et qui jouent dans la nature un rôle
considérable.

Etant dépourvus de chlorophylle, ces
organismes sont incapables de fabriquer, comme les autres végétaux, de la
matière organique, et doivent l'emprun-
ter toute formée à d'autres corps. Les
uns débarrassent la surface de la terre
de toutes les substances en décomposi-
tion en les transformant en principes
minéraux susceptibles de rentrer dans
la circulation générale. D'autres provo-

quent les phénomènes de fermentation d'où résultent le vin, le cidre, la bière, le vinaigre. D'autres, enfin, produisent soit l'altération de nos aliments et de nos boissons, soit les maladies contagieuses qui attaquent notre espèce et nos animaux domestiques. Ces « microbes pathogènes » existent partout, dans l'air que nous respirons, dans l'eau que nous buvons, dans les aliments que nous absorbons, dans le sol que nous foulons, et il n'est pas un seul instant de notre vie où nous ne soyons, sans nous en douter, aux prises avec ces terribles ennemis.

C'est de ces derniers, invisibles ouvriers de la mort, que je me propose d'entretenir mes lecteurs. Si le sujet manque de gaieté, il n'en présente pas moins un immense intérêt.

CLASSIFICATION DES MICROBES.— L'histoire naturelle des microbes est encore assez confuse, et sans vouloir présenter une classification rationnelle pour laquelle la science n'est pas mûre, on s'accorde généralement à les diviser, d'après leurs formes, en cinq groupes :

1° Les « micrococques », cellules arrondies, tantôt isolées (« coques »), tantôt réunies en chapelets (« streptocoques »), ou en grappes (« staphylocoques ») ;

2º Les « bactériums », cellules ovales, en bâtonnets très courts ;

3º Les « bacilles », bâtonnets allongés, droits ;

4º Les « vibrions », bâtonnets longs, incurvés, se déplaçant en ondulant ;

5º Les « spirilles », filaments en spirales ou en tire-bouchon.

Toutefois, ces groupes sont assez artificiels, attendu qu'un même microbe, suivant les conditions dans lesquelles il est obligé de vivre, peut affecter plusieurs formes différentes.

STRUCTURE ET MULTIPLICATION DES MICROBES. — Quelle que soit sa forme, une cellule microbienne est toujours composée d'une membrane enveloppant une masse semi-fluide appelée « protoplasma ».

Le mode le plus général de reproduction des bactéries est la « scissiparité » ou division directe : la cellule s'allonge et présente bientôt au milieu un étranglement qui s'exagère peu à peu jusqu'à ce que les deux moitiés se séparent ; les deux nouvelles cellules se divisent ensuite à leur tour de la même manière. Cette multiplication par segmentation se fait souvent avec une terrifiante rapidité : ainsi, un seul bâtonnet de la bactéridie charbonneuse peut produire en quelques heures des millions de bâtonnets identiques.

Tous les microbes, à l'exception peut-être des microcoques, possèdent un autre mode de reproduction nommé « sporulation ». Lorsque l'aliment d'un microbe est épuisé, ou que les conditions de milieu deviennent défavorables, il concentre son protoplasma en un point de la cellule, sécrète une enveloppe à cette petite masse appelée « spore », tandis que la membrane de la cellule primitive disparaît en mettant la spore en liberté. Les spores ainsi produites sont capables de résister pendant des années à la dessication, au froid, à la chaleur et aux autres causes de destruction ; comme un grain de blé placé dans un endroit sec, elles sont douées d'une vie latente, attendant le moment où le hasard les amènera dans des conditions favorables à leur germination.

MALADIES MICROBIENNES. — Les travaux de Pasteur et de ses élèves ont établi que toutes les maladies « contagieuses », c'est-à-dire qui se transmettent par « contact » direct ou indirect, sont dues à la présence, dans l'organisme malade, d'un parasite microscopique passant de l'individu malade ou de ses excrétions à l'individu sain.

Le parasite n'est pas toujours un microbe, comme on peut le voir par l'exemple de la « gale » et du « muguet », qui sont causées l'une par un acarien, l'autre par un champignon.

Mais les maladies contagieuses à microbes, ou maladies microbiennes, sont de beaucoup les plus fréquentes ; leur étude s'impose avant tout, et c'est d'elles seules qu'il sera question dans ce qui va suivre.

Pour qu'on puisse affirmer qu'une maladie contagieuse est réellement provoquée par un microbe particulier, dit « microbe spécifique », il faut :

1° Que le microbe en question ait été trouvé dans le sang ou les tissus de l'individu malade ou mort de la maladie ;

2° Que ce microbe, cultivé artificiellement par les procédés pastoriens permettant de l'obtenir pur, et réintroduit dans le corps d'un individu sain, mais sujet à la maladie, y reproduise la maladie dont il s'agit avec ses lésions caractéristiques ;

3° Que, dans le sujet ainsi inoculé, le microbe se soit multiplié et se retrouve en nombre supérieur à celui de l'inoculation.

MALADIES CONTAGIEUSES DONT LE MICROBE SPÉCIFIQUE EST CONNU. — Dans l'état actuel de la science médicale, ces trois conditions sont remplies par un nombre déjà imposant de maladies, comme le prouve le tableau ci-après, où les principales affections transmissibles sont classées d'après l'ordre des microbes qui les provoquent.

1° MALADIES DUES A DES « MICROCOQUES »

Carie dentaire : Micrococque de Miller.
Erysipèle, fièvre puerpérale : Streptocoque de Fehleisen.
Furoncle, anthrax : Staphylocoque doré.

2° MALADIES DUES A DES « BACTÉRIUMS »

Pneumonie fibrineuse : Pneumocoque de Friedlander.
Peste bubonique : Bactérium de Yersin.

3° MALADIES DUES A DES « BACILLES »

Charbon : Bactéridie de Davaine.
Diphtérie : Bacille de Klebs-Loffler.
Fièvre typhoïde : Bacille d'Eberth.
Grippe, influenza : Bacille de Pfeiffer.
Lèpre : Bacille de Hansen.
Morve, farcin : Bacille de Loffler-Schütz.
Tétanos : Bacille de Nicolaïer.
Tuberculose : Bacille de Koch.

4° MALADIES DUES A DES « VIBRIONS »

Choléra asiatique : Vibrion virgule.
Œdême malin, septicémie : Vibrion septique.

5° MALADIES DUES A DES « SPIRILLES »

Fièvre récurrente : Spirille d'Obermeier.

MALADIES CONTAGIEUSES DONT LES MICROBES SPÉCIFIQUES SONT INSUFFISAMMENT DÉTERMINÉS. — Il est certaines maladies, telles que les « fièvres éruptives », la « rage », etc., dont les microbes générateurs n'ont pas encore été suffisamment spécifiés, et qu'on considère cependant comme des maladies microbiennes, parce qu'elles présentent, au point de vue de leur évolution, les caractères des maladies nettement parasitaires. L'agent morbide, de nature encore imparfaitement connue, qui est la cause de ces maladies, prend ici le nom de « virus » ; il paraît tenir sa puissance de propagation soit des granulations organisées sans forme microscopique définie qu'on y rencontre, soit de véritables bactéries dont la spécificité n'a pas encore été bien établie.

C'est ainsi qu'on a trouvé, dans les boutons de la « variole », des microcoques isolés ou réunis en amas ; dans les papules de la « rougeole », des corpuscules ronds, isolés ou liés deux par deux en forme de 8 (diplocoques) ; sur les cellules épidermiques qui se desquament dans la « scarlatine », des microcoques un peu plus petits que ceux de la rougeole ; dans le foie et les reins des individus morts de la « fièvre jaune », des streptocoques ; dans tous les cas graves de ces maladies éruptives, outre les bactéries précédentes, le streptocoque pyogène ; dans le cerveau, la moelle épinière et particulièrement la moelle allongée des animaux et des personnes victimes de la « rage », un microcoque de très petite taille, difficile à voir, immobile quand il est emprisonné dans la substance nerveuse, mobile quand il est libre au sein d'un liquide ; dans les crachats de la « coqueluche », des diplocoques en forme de 8, etc.

VÉHICULES DES MICROBES. — Les principaux milieux qui servent de véhicules aux microbes pathogènes sont l' « air », l' « eau » et les « aliments ».

Les analyses faites par M. Miquel à l'Observatoire de Montsouris montrent que l' « air » contient normalement des bactéries soit à l'état adulte, soit à l'état de spores ; leur nombre est plus grand au centre des grandes villes qu'à la campagne ; faible en temps de pluie, il s'élève quand l'humidité disparaît de la surface du sol : les bactéries sont alors soulevées par le moindre mouvement de l'air. Elles se déposent sur nos propres corps, nos vêtements.

Les ordures ménagères que nous déposons devant nos portes sont des réceptacles de particules morbides que le vent soulève. Ajoutez à cela les relations que nous pouvons avoir avec des personnes atteintes d'affections contagieuses ou portant encore en elles, quoique guéries, des agents prêts à pulluler dès qu'ils trouveront un terrain favorable, les vêtements et les draps qu'on secoue par les fenêtres et qui sont autant de causes de contamination, les voitures publiques, véhicules malpropres où chacun vient s'asseoir sans savoir qui l'a précédé, etc.

A part l'eau de source, toutes les « eaux » naturelles contiennent des bactéries dont quelques-unes sont extrêmement dangereuses, puisqu'elles peuvent donner la fièvre typhoïde, le choléra, la dysenterie, etc. Les plus suspectes sont celles des mares, des étangs, des puits creusés près des habitations et dans lesquels peuvent se rendre des infiltrations de fosses, les eaux de rivières à la sortie des villes. La glace elle-même est souvent un nid à microbes, puisqu'elle est soit recueillie à la surface des étangs glacés pendant l'hiver, soit fabriquée artificiellement avec des eaux impures.

Indépendamment des germes qu'ils reçoivent de l'air, les « aliments » peuvent contenir, en raison de leur origine, des bactéries pathogènes. La tuberculose, le charbon et peut-être aussi la morve, peuvent être transmis à l'homme par la chair ou par le lait d'animaux malades. En outre, les viandes putréfiées, qui pullulent de bactéries, contiennent les alcaloïdes formées par celles-ci et nommées « ptomaïnes », la plupart toxiques.

PORTES D'ENTRÉE DES MICROBES. — On conçoit aisément, d'après ce qui précède, que les microbes pathogènes peuvent pénétrer dans notre organisme par trois voies principales :

1° Par les voies « respiratoires ». — L'air transporte directement dans les bronches et les poumons les germes morbides de plusieurs maladies, telles que la tuberculose, la pneumonie. Les

faits de contagion directe sont fréquents
entre personnes cohabitant ensemble :
par exemple, l'haleine des phtisiques
étant toujours chargée des germes du bacille de Koch qui abondent dans les
cavernes où se forment les crachats, et
ceux-ci pouvant en outre se dessécher et
se disperser en poussières, il est naturel
que les individus sains, pour peu qu'ils
présentent à cet égard des prédisposi-
tions particulières , contractent la maladie.

2° Par les voies « digestives ». —
Les angines sont produites, le plus souvent, par l'action sur les amygdales ou
le pharynx de germes se trouvant à
l'état habituel dans la salive. La plupart
des maladies contagieuses de l'estomac
et des intestins sont occasionnées par
l'absorption de particules organisées
mélangées à nos boissons et à nos aliments : les muqueuses gastro-intestina-
les, même intactes, livrent passage à
certaines bactéries, telles que celles du
charbon, du choléra, de la fièvre typhoïde.

3° Par des « solutions de continuité »
de la « peau » ou des « muqueuses ».
— Les plaies, les fissures causées par
le frottement, les piqûres de mouches,
les ulcérations superficielles de la peau
ouvrent souvent une porte à la pénétration des microbes : quelques-uns de
ceux-ci peuvent même envahir la peau
par les glandes sébacées. — Les orifices

des muqueuses présentent fréquemment des excoriations, des déchirures inappréciables qui facilitent l'inoculation accidentelle. La muqueuse buccale est parfois le siège de petits abcès qui peuvent devenir le point d'entrée d'un agent morbide. La diphtérie est le plus souvent précédée d'une inflammation de la muqueuse pharyngienne préparant la voie d'introduction du bacille de Klebs.

MODE D'ACTION DES MICROBES DANS LES MALADIES. — Une fois introduits dans l'économie, les microbes pathogènes se comportent très différemment suivant le terrain dans lequel ils s'implantent, suivant les conditions de force ou de faiblesse inhérentes à l'individu.

Un conflit va, s'établir entre les parasites et l'organisme envahi ; si ce dernier ne possède pas des moyens de défense suffisants, des désordres graves, amenant souvent une issue fatale, vont s'y produire : lésions des tissus, altérations des liquides, perturbations fonctionnelles des appareils.

De quelle manière ces désordres se produisent-ils ? La première idée qui a dû se présenter, c'est que les microbes introduits dans la place empruntent leur nourriture au milieu dans lequel ils se trouvent et se développent à ses dépens. Cette explication est insuffisante : la mort est quelquefois si rapide que les bactéries n'ont pas encore eu le temps de se développer dans le sang en quantité suffisante pour produire un effet aussi foudroyant.

On sait aujourd'hui que les microbes pathogènes sécrètent dans l'intérieur du corps des substances vénéneuses nommées « toxines » qui, versées dans l'organisme et transportées par le sang, provoquent l'ensemble des troubles qui caractérisent les maladies correspondantes : c'est cette invasion de l'organisme par ces toxines qui constitue « l'infection ». Ces toxines, formées au dehors de l'économie, produisent, lorsqu'on les injecte sous la peau ou dans le sang après filtration sur biscuit de porcelaine, les mêmes effets que si elles avaient pris naissance au sein des humeurs ou des tissus vivants. Dans la diphtérie et le tétanos, les microbes infectieux vivent à la surface de la plaie ou des muqueuses, et seule la matière toxique qu'ils sécrètent pénètre jusqu'aux organes.

L'action des toxines paraît différer de celle des poisons purement chimiques par ce double caractère d'agir à des doses extrêmement faibles, presque impondérables, et de ne produire ses effets perturbateurs qu'au bout d'un certain temps d'incubation ; à ce point de vue, il y a analogie complète entre les toxines et les ferments solubles ou zymases.

DÉFENSE DE L'ORGANISME CON-
TRE LES MICROBES. — La défense
de l'organisme vivant contre les légions
d'ennemis qui siègent à toutes les portes de l'économie, campent sur les
voies aériennes et les voies digestives,
est organisée par des moyens que l'on
commence à connaître. Tout d'abord,
l'épaisseur de la peau, les couches de
l'épiderme, les cellules des muqueuses,
constituent une sorte d'enceinte forti-
fiée que les envahisseurs ne peuvent
franchir si quelque brèche n'y a été
ménagée ; les sucs de l'estomac, les liquides biliaire, pancréatique, intestinal,
amoindrissent l'activité des assaillants.
Puis, derrière cette muraille, dans la
cité vivante, sorte de colonie formée
par les cellules différenciées, existe une
armée défensive, sans cesse sur pied
de mobilisation : ces troupes spéciales
sont composées d'unités connaissant la
tactique de l'ennemi, sachant résister à
l'invasion et parvenant souvent à la rejeter hors des frontières. Ces unités
ont reçu, de Metschnikoff, le nom de
« phagocytes » (cellules dévorantes).

Parmi les phagocytes, il faut distin-
guer les « leucocytes » ou globules
blancs du sang et de la lymphe, nommés aussi « microphages », pourvus de
plusieurs noyaux, et les « macropha-
ges », beaucoup plus grands que les
premiers, et à un seul noyau, distribués
dans tous les tissus, mais surtout dans

le tissu conjonctif. Les premiers, éléments nomades de l'économie, jouent le rôle d'une défense mobile qui réussit souvent à annihiler le microbe et à prévenir la maladie ; les seconds, véritable réserve territoriale, attendent le microbe envahisseur et engendrent même, selon le besoin, une postérité de phagocytes mobiles.

Dès que des microbes ont pénétré naturellement ou par effraction dans les tissus, les leucocytes, attirés vers ces parasites par un sens particulier analogue à l'odorat, et qui n'est peut-être qu'une propriété chimique du protoplasma, se dirigent vers eux, grâce à une mobilité propre qui leur permet de nager dans le courant qui les entraîne, de cheminer par une sorte de reptation qui a reçu le nom de « mouvement amiboïde. » Ils entourent les ennemis, s'étalent, s'amincissent, s'étirent jusqu'à ce qu'ils les aient complètement englobés, ingérés dans leur masse ; une fois qu'ils se les ont ainsi incorporés, ils sécrètent des sucs digestifs (cytases) qui les font disparaître. La proie est en quelque sorte mangée : de là le nom de « phagocytose » assigné à ce curieux phénomène. Quelquefois, cependant, les microbes englobés par les phagocytes restent plus ou moins longtemps vivants : certains même, quoique absorbés, peuvent ne pas être digérés et se reproduisent dans le leucocyte qui les empri-

sonne ; quoique saisis, ils résistent, soit
que leur membrane extérieure se trouve
trop résistante pour être digérée, soit
grâce aux toxines qu'ils continuent à
sécréter et qui paralysent sans doute
l'action des globules blancs. Dans ce
cas, on voit souvent ces globules venir
rejeter les microbes jusqu'à la surface
des muqueuses, où ils les déchargent.

LES ANTITOXINES. — En même
temps que se produit le phénomène de
la phagocytose, il apparaît dans le sang
et les autres humeurs des substances
particulières douées de la propriété de
combattre les effets des toxines formées
par les microbes : ces substances, nommées « antitoxines », sont sécrétées par
les phagocytes ou par d'autres cellules
spéciales, excitées par les toxines elles-
mêmes. Si ces antitoxines sont produites en quantité suffisante, elles neutrali-
sent les toxines, ou plutôt elles com-
pensent leur action, car des expériences
récentes ont montré que la toxine et
l'antitoxine annulent leurs effets réci-
proques, mais ne se détruisent pas.
L'antitoxine confère aux cellules une
énergie nouvelle, leur permettant de
mieux résister à l'attaque des bactéries et aux attributs de leurs sécrétions.

Les phagocytes ne sont pas seuls à
fabriquer des antitoxines : toutes les
glandes de l'organisme, mais surtout le

foie, le corps thyroïde, les capsules sur-
rénales, les ganglions lymphatiques,
produisent des principes chimiques spéciaux capables de s'opposer à la pullulation de certains microbes et même de
rendre l'individu réfractaire à leur action. La puissance antitoxique ne sem-
ble pas localisée dans tel ou tel organe :
elle existe un peu partout, sauf peut-
être dans les muscles.

Il convient d'ajouter que la nature in-
time des antitoxines, de même que celle
des toxines, est loin d'être connue : elles paraissent de la nature des ferments
solubles, tels que les diastases. De plus,
on n'a pas encore constaté leur production dans toutes les maladies microbiennes : ainsi, on ne les a pas trouvées
jusqu'ici dans la pneumonie, ni dans le
choléra.

RÉSULTATS DIVERS DE LA LUTTE
ENTRE LES MICROBES ET LES PHA-
GOCYTES. — La lutte engagée entre les
bactéries et les phagocytes peut se terminer, suivant les cas, par le triomphe
des uns ou des autres. Si les leucocytes
arrivent rapidement en nombre en présence de l'ennemi, s'ils lui opposent une
grande vigueur, la victoire leur sera
assurée : les microbes envahisseurs,
après avoir amené dans les tissus quelques légères modifications, finiront par
être dévorés ; la maladie sera courte,

elle se manifestera simplement par quelques troubles locaux avec légères perturbations générales. Si, au contraire, les leucocytes ont l'infériorité du nombre, ou s'ils manquent de vigueur par suite d'une mauvaise nutrition, s'ils sont déprimés et languissants, leur pouvoir d'absorption sera diminué, et ils ne pourront plus manger les microbes malfaisants. Dans d'autres conditions, malgré la présence de nombreux phagocytes sur le terrain de la lutte, malgré leur vitalité, la victoire peut rester à l'ennemi, parce que ses armes offensives, c'est-à-dire les toxines qu'il sécrète, seront d'une acuité capable de paralyser ou d'empoisonner le leucocyte.

Dans ces derniers cas, la maladie sera beaucoup plus grave : les leucocytes, intoxiqués par la substance qu'ils ont incorporée, subissent la dégénérescence graisseuse et deviennent les globules du pus. Les microbes, poursuivant leur marche envahissante, détruisent peu à peu les tissus, et, profitant du courant sanguin, pénètrent triomphalement dans les organes les plus éloignés de leur porte d'entrée, où ils vont librement exercer leurs ravages.

Les toxines qu'ils continuent à sécréter empoisonnent totalement l'organisme, qui devient incapable de lutter, à moins qu'il ne réussisse à s'en débarrasser assez vite par les reins, le foie, etc. Dans certaines circonstances, la mul-

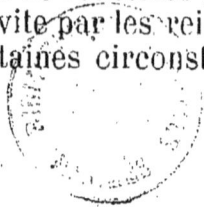

tiplication incessante des microbes, qui a été une des causes de leur victoire, est aussi une cause de leur déchéance : la nourriture abondante qu'ils ont trouvée au début dans le pays conquis devient bientôt insuffisante, et la misère et la mort ne tardent pas à les frapper tour à tour ; l'organisme, s'il a encore quelques parties non compromises, peut, après avoir traversé des phases critiques, reprendre son activité d'autrefois.

Quelle que soit l'issue du conflit, l'organisme humain nous présente, comme le monde pris dans son ensemble, le tableau d'une guerre perpétuelle et acharnée entre les microbes et les phagocytes, avec des ruses, des pièges, une tactique parfaitement déterminée et des armes aussi meurtrières que variées.

RÉCEPTIVITÉ. — Toutes les maladies microbiennes exigent, pour se manifester, deux conditions : une condition « externe » qui est l'apport d'un parasite, une condition « interne » qui est l'aptitude plus ou moins grande de l'organisme à nourrir le parasite et à favoriser sa multiplication. Cette aptitude, qu'on désigne sous le nom de « réceptivité », est très variable, non seulement chez les individus d'espèce différente, mais encore chez les individus de la même espèce. Chez l'homme en particulier, avec des conditions égales de contamination, une même maladie peut, suivant les sujets, revêtir une forme grave, des formes bénignes ou même faire défaut.

Parmi les nombreuses causes qui augmentent la réceptivité pour les maladies microbiennes, il faut surtout citer le « froid », le « surmenage » et la « mauvaise alimentation ».

Le « froid » joue un rôle capital. La poule à l'état normal résiste au bacille du charbon ; Pasteur a montré qu'elle devenait charbonneuse si on lui maintenait les pattes dans l'eau froide avant ou après l'avoir inoculée : cette simple opération, qui abaisse la température de l'animal, suffit pour le mettre en état de réceptivité. Sous l'influence du froid, les vaisseaux superficiels se contractent, le sang est chassé des parties externes vers les organes profonds : cette congestion altère la vie des cellules et diminue leur pouvoir de résistance contre les agents morbides dès qu'ils apparaissent. — Voilà pourquoi, sous l'influence d'un simple refroidissement, les microbes contenus habituellement dans la salive peuvent déterminer une angine.

Le « surmenage », par la fatigue qu'il entraîne, est un des agents les plus puissants pour favoriser le développement des bactéries. On connaît l'influence néfaste que les manœuvres excessives exercent sur les soldats en campagne. Le travail intellectuel fatigue et use comme le travail corporel, et plus encore que lui : la méningite, la fièvre typhoïde sont souvent le résultat du surmenage des facultés cérébrales, surtout chez les enfants délicats. Le trouble apporté dans les cellules animales par les modifications chimiques résultant d'un fonctionnement excessif crée l'opportunité morbide.

L' « alimentation insuffisante » ou défectueuse joue également un rôle considérable au point de vue de la réceptivité. L'alimentation insuffisante abaisse la température du corps, diminue la vitabilité des cellules de l'économie, amène la dégénérescence des phagocytes. Charrin a montré que les poules, qui sont réfractaires au charbon, peuvent contracter cette maladie si on les fait jeûner après les avoir inoculées. Une alimentation défectueuse, comprenant des principes inutiles ou nuisibles à l'organisme, amène infailliblement des perturbations dans la nutrition des éléments anatomiques et diminue, par suite, leur résistance. En particulier, l'alcool, qui passe rapidement de l'intestin dans le sang, détruit un certain nombre de globules blancs et refroidit le corps au lieu de le réchauffer. Il produit l'inflammation de la muqueuse gastro-intestinale, ouvrant ainsi une large porte d'entrée aux bactéries introduites dans les voies digestives. Les glandes productrices de liquides antitoxiques, comme le foie, ou éliminatrices des toxines, telles que les reins, subissent la dégénérescence graisseuse ou la sclérose. Aussi, en temps d'épidémie, les alcooliques sont-ils les premières victimes.

IMMUNITÉ NATURELLE. — Il y a des animaux qui sont naturellement réfractaires à certaines maladies mortelles pour d'autres espèces Ainsi, l'homme est inattaquable par un grand nombre d'affections fréquentes chez les animaux avec lesquels il vit. Inversement, diverses maladies microbiennes de l'homme ne peuvent être reproduites chez l'animal : la chèvre est réfractaire à la tuberculose, le chien à la fièvre typhoïde, la poule au charbon. On rencontre même chez des espèces voisines de curieuses différences de réceptivité : ainsi, le mouton français est très sensible au charbon, tandis que le mouton d'Algérie ou mouton barbarin résiste à des inoculations répétées. Il y a plus : certains individus ne peuvent être atteints par des maladies malgré des causes nombreuses de contagion qui amènent la mort d'autres individus de la même race.

Lorsqu'un animal est ainsi indemne vis-à-vis d'un virus déterminé, on dit qu'il possède l' « immunité » contre ce virus.

Pour expliquer un état durable, il

faut une cause durable, et comme, dans un organisme vivant, il n'y a que les cellules qui aient de la durée (non pas par leur matière, mais par leurs propriétés), l'immunité doit être une fonction cellulaire. Tout d'abord, il existe, dans le sang et les humeurs des animaux réfractaires, des principes chimiques spéciaux nommés « alexines », impropres à la vie de certains microbes comme à celle des globules sanguins d'une autre espèce. Ces principes s'opposent à la pullulation de ces microbes : ceux-ci évoluent difficilement, leurs formes sont irrégulières et leurs sécrétions moins abondantes et moins toxiques que chez les animaux sensibles. En outre, les deux mécanismes de la phagocytose et de la production des antitoxines sont si parfaits chez ces réfractaires que les phagocytes sont sûrement vainqueurs des microbes : la sensibilité des phagocytes est exaltée, ainsi que leur pouvoir digestif. Le virus appelle les phagocytes qui se portent en masse à sa rencontre ; d'autre part, il excite ceux-ci à produire en quantité suffisante des antitoxines qui annihilent l'action de ces toxines déjà affaiblies par les alexines.

IMMUNITÉ ACQUISE. — Certains microbes modifient tellement l'organisme où ils passent qu'ils ne peuvent plus y vivre, peut-être parce que les toxines qu'ils ont élaborées, viciant le

milieu sanguin, modifient les sucs
nécessaires à la nutrition de ces parasites, et probablement aussi parce que
la lutte entre ceux-ci et les phagocytes,
exaltant les propriétés de puissance et
de résistance des défenseurs de l'organisme, les laisse plus aguerris pour une
nouvelle lutte.

Cette modification d'un organisme,
le rendant inapte au développement
d'un microbe, constitue l' « immunité
acquise ». L'homme n'a qu'une fois la
scarlatine, la rougeole, la fièvre typhoïde, etc., ou du moins les récidives
sont rares. Cette modification peut cependant ne durer qu'un laps de temps
plus ou moins long : on peut avoir plusieurs pneumonies, plusieurs érysipèles.

Ce qu'il y a de remarquable, c'est que
l'immunité acquise ne dépend pas absolument de l'intensité de la maladie :
elle peut résulter d'une atteinte assez
légère pour n'apporter dans l'économie
que des troubles fonctionnels peu im-
portants. C'est ainsi que les individus
qui, au contact de vaches atteintes de
la « vaccine » ou cow-pox (éruption de
boutons de forme particulière siégeant
sur le pis et les trayons), ont contracté
accidentellement une éruption de boutons analogues, sont préservés contre
les formes les plus graves d'une maladie souvent mortelle, la « variole ».

VACCINATION JENNÉRIENNE. —
Cette dernière observation fut le point

de départ de la grande découverte faite
par le médecin anglais Jenner. En
1796, il inocula à un enfant de huit
ans le contenu des pustules que portait
sur la main une paysanne qui avait ga-
gné le « cow-pox » en trayant une vache atteinte de cette éruption : l'enfant
eut une éruption de boutons à l'endroit
inoculé. Trois mois après, Jenner inocula à cet enfant le contenu de boutons
de « variole » : cette inoculation resta
inactive, de sorte que la première
opération avait conféré à l'organisme
qui l'avait subie l'immunité contre la
variole.

Le liquide des boutons du cow-pox
reçut le nom de « vaccin », et l'inoculation de ce liquide au bras d'un sujet
fut désignée sous le nom de « vaccination ».

Jenner reconnut ensuite qu'il n'est pas
nécessaire de revenir à la vache pour
obtenir du vaccin ; les boutons de l'individu vacciné fournissent une lymphe
qui, inoculée au bras d'un autre individu, y détermine l'apparition de boutons vaccinaux préservateurs de la variole. Le transport de la vaccine de
bras à bras constitue la « vaccination
jennérienne ».

ATTÉNUATION DES VIRUS ; VAC-
CINATION PASTORIENNE. — En réflé-
chissant à la découverte de Jenner, Pasteur se demanda s'il ne serait pas pos-

sible de créer l'immunité pour l'organisme contre d'autres maladies que la variole, en produisant dans cet organisme des maladies suffisamment atténuées pour ne plus être dangereuses. La solution de ce problème résidait dans la recherche de l'« atténuation des virus ». Pasteur réussit à obtenir cette atténuation en soumettant les cultures de microbes à diverses influences qui, en affaiblissant graduellement ces êtres jusqu'à les amener plus ou moins vite à la mort, les font passer par une série d'états successifs caractérisés par des degrés de virulence de moins en moins marqués.

Les procédés d'atténuation sont très nombreux. La « chaleur » tue les microbes quand elle est élevée, et entre la température la plus favorable à la culture et la température mortelle existe toute une série de températures correspondant à des atténuations successives.

La « lumière » solaire agit comme la chaleur : elle tue les microbes après un certain temps d'exposition ; mais avant de les faire périr, elle affaiblit leur virulence. L'« électricité », sous la forme de courants de haute tension et de très grande fréquence, produit des effets analogues. La « dessication », en privant les microorganismes de l'eau nécessaire à leur fonctionnement vital, les paralyse peu à peu dans leur action nocive. L'« oxygène » est un grand ennemi des microbes : tous ont besoin de faibles doses de ce gaz et souffrent quand on leur en donne trop ; entre les limites physiologiques et les limites toxiques, il y a une zone d'atténuation. Enfin un procédé plus curieux consiste à faire passer le même microbe par plusieurs espèces animales : le virus rabique, par exemple, s'atténue en passant du chien au singe.

Un virus suffisamment atténué par l'une ou l'autre des méthodes précédentes peut être impunément injecté dans le sang ou les tissus d'un animal. Bien mieux, à cet organisme ainsi préparé, on pourra maintenant injecter sans danger ce même virus dans un état d'atténuation moindre, habituer peu à peu l'économie à l'action de l'agent de plus en plus virulent, et faire absorber enfin des doses très fortes du virus le plus énergique, sans que l animal en soit sensiblement indisposé. Quand ce résultat est atteint, on dit que l'organisme est « vacciné » contre ce virus : les virus atténués jouent, en effet, le rôle de « vaccins ».

Sur les faits expérimentaux qui précèdent est basée la méthode de préservation des maladies dite « méthode des vaccinations par virus atténués », ou « vaccination pastorienne ». Cette méthode d'immunisation préventive, généralisation de la vaccination contre la variole, a été employée avec un éclatant succès contre le choléra des poules,

le rouget des porcs, le charbon bacté-
ridien.

Quel est le mode d'action des vaccins ?
Ils n'agissent pas directement sur les
virus ; d'une part, ils excitent les phagocytes et leur impriment la modification nutritive ou sécrétoire nécessaire
pour bien remplir leur rôle de cellules
dévorantes ; d'autre part, ils créent ou
exagèrent l'aptitude de ces cellules à
produire des substances antitoxiques capables de contrebalancer l'action nocive
des toxines que les virus introduits ul-
térieurement verseront dans les organes
du vacciné.

L'immunité conférée par la vaccination préventive n'est pas absolue : le
plus souvent, elle se perd à la longue.

La vaccination pastorienne ne saurait
devenir une méthode absolument générale de préservation. On sait que, dans
l'érysipèle, la pneumonie, une première
atteinte, loin de préserver d'une attaque
ultérieure, crée, au contraire, un terrain favorable pour les récidives. Il en
est de même de la fièvre intermittente,
de la tuberculose, qui peuvent atteindre
le même individu plusieurs fois et à des
intervalles de temps très variables. Néan-
moins, dans cette voie suivie par les
émules et les élèves de Pasteur, on doit
s'attendre encore à d'importantes décou-
vertes.

LUTTE DE L'HOMME CONTRE LES MALADIES MICROBIENNES. — L'étude que nous venons de faire du mécanisme des maladies microbiennes et des circonstances dans lesquelles peut se produire l'immunité va nous permettre de prévoir quels doivent être les procédés à employer par l'homme pour lutter avantageusement contre ces infiniment petits qui l'assiègent à chaque instant et que leur nombre rend si redoutables.

Ces procédés peuvent se ramener à deux principaux :

1° Empêcher la pénétration dans l'organisme des microbes contenus dans les milieux qui nous entourent ;

2° Augmenter l'énergie de résistance de l'économie contre les microbes qui ont pu y pénétrer.

Le premier moyen, qui consiste, en somme, à écarter les causes des maladies, constitue ce qu'on appelle la *prophylaxie ;* le second, dont le but est d'assurer la victoire de l'organisme sur le parasite envahisseur, n'est autre chose que le *traitement* de la maladie.

PROPHYLAXIE DES MALADIES MICROBIENNES. — Puisque les bactéries nous arrivent par l'air, l'eau et les aliments, il est clair que les premières précautions à prendre, même quand on est éloigné de tout malade suspect, consistent :

1° A empêcher l'accumulation des

poussières autour de nous par l'aération et le balayage fréquent des apparte-
ments, par de minutieux soins de propreté de nos téguments, de fréquentes
ablutions.

2° A ne faire usage, soit comme eau
de boisson, soit pour la préparation des
aliments destinés à être mangés crus,
que de l'eau reconnue potable ; l'eau
de puits ou toute autre eau suspecte
doit être bouillie ou filtrée.

3° A faire subir aux viandes une
cuisson suffisamment prolongée pour
que tous les parasites soient tués, et à
éviter l'emploi des viandes, poissons et
mollusques avariés.

Lorsqu'un ou plusieurs individus
sont affectés d'une maladie microbienne, la meilleure façon de soustraire
à la contagion les personnes sai-
nes qui les entourent est évidemment
de détruire les principes virulents qui
se dégagent des organismes malades
par toutes les voies d'élimination dont
ils disposent. Cette destruction des microbes s'appelle la « désinfection », ou
mieux la « stérilisation ». Elle peut se
pratiquer de deux manières :

1° On soumet les objets souillés (vêtements, objets de literie, déjections,
etc.) à l'action d'une température suffisamment élevée pour détruire non
seulement les microbes, mais encore
les spores ; c'est la vapeur d'eau sur-

chauffée à 120 degrés qui donne le meilleur résultat ;

2° On ajoute aux objets contaminés des agents chimiques capables d'arrêter la pullulation et la vie des microbes, agents qn'on désigne sous le nom d' « antiseptiques ». Les uns sont employés en fumigations gazeuses (anhydride sulfureux, chlore, formol) ; les autres à l'état liquide ou dissous (sublimé, chaux, sulfate de cuivre, etc.). Les meilleurs antiseptiques sont le sublimé (solution à 1 p. 100), l'eau de Javel, le chlorure de chaux (solution à 1 p. 100), l'acide phénique (solution à 5 p. 100), le sulfate de cuivre (solution à 5 p. 100), la teinture d'iode, l'essence de menthe, l'essence de moutarde, l'alcool éthylique.

L'action des antiseptiques varie, d'ailleurs, avec chaque espèce de bactéries. Le sublimé n'a que peu de valeur pour détruire le bacille de la tuberculose, tandis que l'acide phénique est excellent. Ce dernier ne paraît pas agir sur le microbe de la rage, tandis que l'essence de térébenthine le détruit. L'essence de moutarde réussit très bien contre le microbe du choléra. L'anhydride sulfureux ne pénètre pas dans l'épaisseur des tissus et n'agit que sur les microbes qui sont à leur surface ; il ne détruit pas les spores.

Les antiseptiques sont aussi employés pour le traitement des plaies chirurgicales ou accidentelles (pansement antiseptique de Lister).

TRAITEMENT DES MALADIES MICROBIENNES. — Lorsque, malgré toutes les précautions prises, les microbes ont réussi à envahir l'organisme, celui-ci met en jeu tous ses moyens de défense. S'il possède l'immunité naturelle ou acquise, il se défendra tout seul et sortira victorieux de la lutte. S'il est en état de réceptivité, ce qui est le cas le plus fréquent, le résultat de son premier assaut contre l'ennemi dépend entièrement de sa vitalité, de son énergie de résistance. On voit combien il est nécessaire que le corps soit « endurci » dès le jeune âge contre le froid et la fatigue, et quelle importance présente un « régime » bien compris, assurant la parfaite harmonie de tous les phénomènes vitaux. Avec ces deux facteurs, endurcissement et régime, observés de longue date, l'organisme est doué d'une médiocre réceptivité, et, grâce au concours de ses phagocytes et de leurs antitoxines, il pourra dans beaucoup de cas lutter avec avantage.

Dans d'autres cas, il succomberait si l'on n'augmentait sa résistance par des moyens particuliers. Actuellement, ces moyens se réduisent aux quatre suivants :

1° Emploi de certains médicaments ;

2º Observation d'une hygiène et d'un régime spéciaux ;

3º Vaccination consécutive ;

4º Sérothérapie.

1º « Médicaments ». — La première idée qui se présente à l'esprit, c'est de faire agir un produit, de la nature des antiseptiques, qui tue l'agent morbide ou tout au moins en diminue la virulence. Cette idée, toute logique qu'elle paraisse, n'est pas réalisable en pratique : il faudrait, tout en tuant les microbes, ménager l'organisme, et la plupart des antiseptiques sont des poisons violents. En les employant à très petite dose, on obtiendra bien une atténuation de la vitalité des parasites, mais on altèrera plus ou moins les éléments anatomiques constitutifs des organes, et par conséquent on diminuera leur résistance, condition première de la lutte. Aussi faut-il considérer la plupart des drogues recommandées comme des panacées infaillibles par certains prospectus comme des substances non seulement inutiles, mais le plus souvent nuisibles. C'est tout au plus si l'on peut citer, comme médicaments ayant une action réelle sur l'agent morbide, l'acide citrique dans le croup (la plupart des microbes ne peuvent prospérer que dans un milieu alcalin), le sulfure de calcium et l'acide salicylique dans le choléra, la créosote dans la tuberculose, le salol et le gaïacol dans la fièvre typhoïde, et encore ces substances n'agissent-elles probablement qu'en produisant l'antisepsie des voies digestives ou respiratoires.

2° « Hygiène et régime spéciaux ». — L'hygiène à observer par les personnes affectées de maladies microbiennes comprend essentiellement l'aération et la propreté. Par l'aération, on aide la résistance du terrain en donnant aux globules sanguins l'oxygène nécessaire pour les fortifier ; par la propreté, on empêche les agents virulents de venir grossir le nombre de ceux qui ont déjà envahi l'économie.

Le régime doit consister en une alimentation réparatrice, n'exigeant qu'un faible effort pour l'assimilation, combinée avec le repos des organes, surtout du système nerveux ; ce repos, toutefois, n'ira pas jusqu'à l'immobilité absolue, qui entraînerait un ralentissement de la circulation et une diminution de la vitalité des leucocytes.

L'efficacité de cette méthode d'hygiène thérapeutique est pleinement démontrée par les résultats obtenus dans les sanatoria de plus en plus nombreux établis en divers pays pour le traitement de la « tuberculose ». En particulier, les statistiques montrent que, en Allemagne, après un séjour de trois ou quatre mois dans un sanatorium, les malades guérissent définitivement dans une proportion de 9 p. 100, ou sortent améliorés dans une proportion de 65 p. 100.

3° VACCINATION CONSÉCUTIVE. — Les vaccins n'ont pas seulement pour effet de donner aux maladies microbiennes une allure bénigne quand ils ont été inoculés avant l'invasion ; ils peuvent également enrayer les maladies elles-mêmes pendant leur évolution, pourvu qu'ils soient introduits dans l'organisme malade avant que les lésions cellulaires soient devenues irréparables. Cette nouvelle méthode de traitement, consistant à combattre les toxines microbiennes par les vaccins, se pratique de la manière suivante. Aussitôt que la maladie est soupçonnée, on inocule successivement au malade, à des intervalles réguliers, des vaccins de virulence croissante, de façon que les plus virulents soient inoculés les derniers. Ces vaccins, s'ils sont appliqués à temps et suffisamment puissants, rendent l'organisme réfractaire à la maladie en voie d'évolution, et lui confèrent une immunité plus ou moins durable.

Le type des maladies qu'on peut traiter par les vaccins proprement dits est la « rage » dont la méthode pastorienne a rendu la guérison à peu près certaine.

La condition essentielle pour le succès du traitement, c'est que l'inoculation des vaccins soit faite aussi près que possible du moment de l'arrivée de l'agent morbide dans le corps de l'individu, et avant que l'infection du sang ne soit prononcée. Cependant, en employant des vaccins très puissants, on peut arriver à neutraliser les toxines, quand même elles seraient répandues en grande quantité dans l'économie.

4° SÉROTHÉRAPIE. — Etant donné que le sang et surtout le sérum d'un animal vacciné contre une maladie microbienne contiennent des substances capables d'annihiler l'effet des toxines du virus correspondant, il était naturel de penser qu'en transfusant du sérum d'un animal immunisé à un animal malade ou en puissance d'infection, on empêcherait le développement de cette maladie, et qu'on l'arrêterait même dans son évolution si elle est déclarée. C'est, en effet, ce qui a lieu, et il en résulte une dernière méthode de traitement, la « sérothérapie », destinée à jouer un rôle prépondérant dans l'avenir. Déjà aujourd'hui elle s'applique à un grand nombre de maladies dont quelques-unes sont terribles par les ravages qu'elles causent : la « diphtérie », la « pneumonie », la « fièvre puerpérale », le « tétanos », la « peste bubonique ».

C'est habituellement le cheval qu'on immunise, parce qu'on peut le saigner souvent, que son sérum est bien supporté et possède au maximum le pouvoir antitoxique.

Toutes les mères connaissent et bénissent le bienfaisant sérum du docteur Roux : grâce à ce liquide magique, le croup, ce grand tueur d'enfants, peut être victorieusement combattu. La peste bubonique elle-même, ce terrible fléau qui a fait tant de victimes dans l'antiquité, au moyen-âge, au siècle dernier, et qui menace à nouveau l'Europe, trouve dans le sérum du docteur Yersin un remède sûr, à la fois préventif et curatif, et si l'on en juge par ce qui s'est passé il y a un peu plus d'un an à Oporto, nous pouvons, grâce à ce sérum, montrer une grande sérénité en face du danger.

CONCLUSION. — Ce rêve d'un âge d'or, où l'homme emploie les microbes à la guérison des maladies qu'ils engendrent, est entré dans le domaine de la réalité. C'est Pasteur qui a créé cette merveilleuse méthode thérapeutique . Les éloges adressés à sa mémoire ne seront jamais à la hauteur des services rendus par cet illustre savant. On ne peut se figurer ce qu'il a fallu de génie et de labeur pour découvrir et mettre en lumière le rôle des infiniment petits

dans les maladies contagieuses. Vis-à-
vis de ces dernières, quelle était la si-
tuation du médecin, il y a quelques années seulement ? Il ignorait d'où elles
venaient, quelle en était la nature, et se
trouvait absolument désarmé contre
elles. En montrant comment elles nais-
sent, se développent et se propagent,
Pasteur a indiqué quels étaient les ad-
versaires à combattre, et comment nous
pouvons nous mettre à l'abri des coups
qu'ils nous portent. Du même coup, la
chirurgie a complètement transformé
ses méthodes et fait de tels progrès
qu'elle a aujourd'hui toutes les audaces ;
de son côté, l'hygiène a mis à profit les
enseignements de la théorie et appliqué
les nouveaux procédés de prophylaxie. Aussi, nous pouvons terminer ce
sombre tableau des méfaits des microbes par une pensée consolante : nous
voyons poindre le jour où l'homme, définitivement victorieux de ces invisibles
ennemis, connaîtra moins que la géné-
ration actuelle les amertumes des sépa-
rations prématurées.

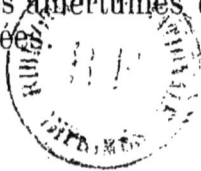

Chambéry. — Imprimerie Nouvelle.

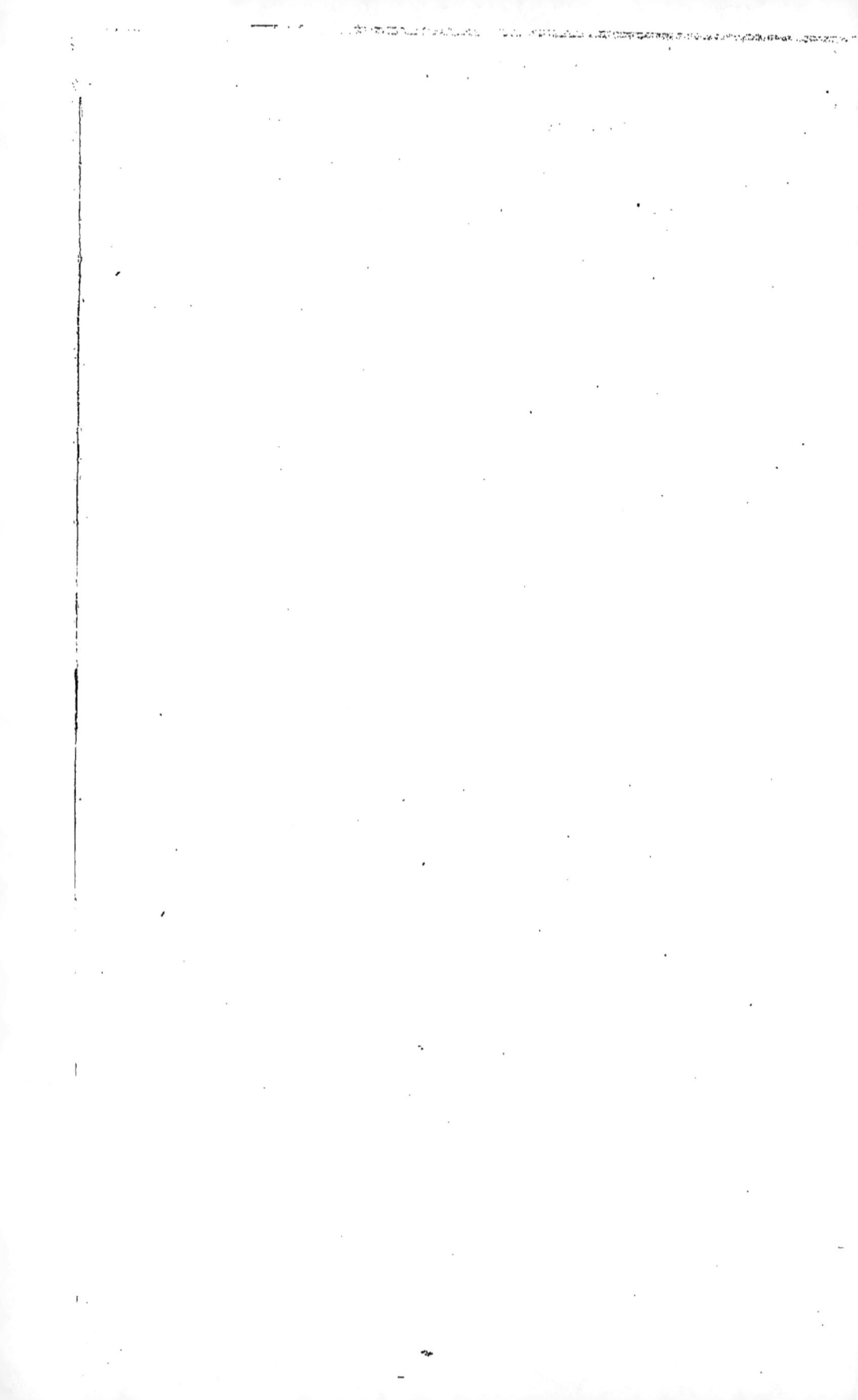

www.ingramcontent.com/pod-product-compliance
Lightning Source LLC
Chambersburg PA
CBHW071430200326
41520CB00014B/3639